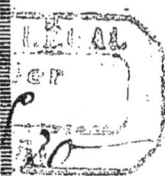

LES

SOURCES ALCALINES

DE L'ÉTABLISSEMENT THERMAL

DE VICHY

EXTRAIT DU GUIDE AUX EAUX
MINÉRALES

DU Dᵣ CONSTANTIN JAMES

Vichy, Imprimerie Vallou.

VICHY CHEZ SOI
Avec les Sels
extraits des Eaux minérales.

L'Établissement thermal de Vichy est ouvert toute l'année, mais tout le monde ne peut y venir : l'éloignement, la dépense, les affaires, les infirmités même sont souvent un obstacle. Il est cependant indispensable de pouvoir suivre à distance le traitement thermal.

Le traitement à Vichy se compose des Bains et des Eaux bues aux Sources. Quand le malade ne peut aller aux Sources, elles viennent à lui, pour la Boisson, sous la forme d'Eaux transportées; pour le Bain, réduites en Sels naturels de Vichy.

A cet effet, la Compagnie fermière de l'Établissement thermal de Vichy extrait, aux Sources mêmes, sous le **Contrôle de l'État**, les Sels auxquels les Eaux de Vichy doivent leurs principales propriétés. Ces Sels naturels, *contrôlés par l'état*, constituent de **véritables Bains de Vichy**, dont l'usage simultané avec l'Eau minérale naturelle en boisson peut, sous la direction d'un médecin, remplacer à distance le traitement à Vichy ; mais le traitement sur place est toujours préférable.

Le Bain se prend à la même température qu'un Bain ordinaire. — Il faut verser le Sel quelques instants avant de prendre le Bain, la dissolution est immédiate. Les Sels de Vichy n'altèrent pas l'étamage des baignoires.

Chaque Bain coûte un franc et vingt Bains sont expédiés franco de port et d'emballage dans toute la France, contre un Bon de Poste de vingt francs.

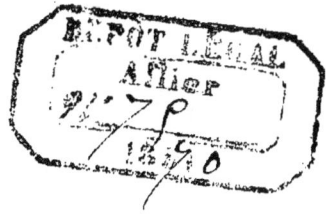

ÉTABLISSEMENT THERMAL DE VICHY

Dʳ CONSTANTIN JAMES

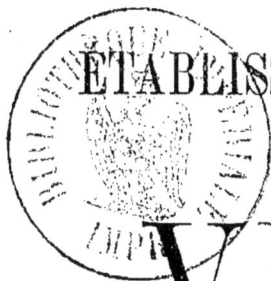

ÉTABLISSEMENT THERMAL

DE

VICHY

PROPRIÉTÉ DE L'ÉTAT

SOURCES ALCALINES

CHAUDES & FROIDES

ÉDITÉ PAR LA COMPAGNIE FERMIÈRE DE L'EXPLOITATION

ÉTABLISSEMENT THERMAL

DE

VICHY

PROPRIÉTÉ DE L'ÉTAT

SOURCES ALCALINES
CHAUDES ET FROIDES

Les personnes qui arrivent aujourd'hui à Vichy en chemin de fer, et qui l'ont vu il y a seulement dix ans, éprouvent, à l'aspect des métamorphoses qui s'y sont opérées, la même surprise que celles qui visitent Paris, après être restées de même dix années sans le voir. C'est à se croire le jouet de quelque illusion. Ainsi le vieux Vichy se trouve comme perdu au milieu des gracieuses villas et des splen-

dides hôtels qui l'entourent de toutes parts ;
là où l'Allier, par ses débordements périodiques, venait raviner le sol et y déposer d'insalubres alluvions, a surgi un Parc délicieux
avec ses allées sablées, ses verdoyants om-
brages et son magnifique lac en bordure que
forme le barrage du fleuve ; enfin les salons
de réunion, hier encore si modestes et si hum-
bles, sont remplacés aujourd'hui par un Casino
qui rivalise avec les plus beaux de l'Allemagne,
si même il ne leur est supérieur. — C'est que
le conseil d'administration de la Compagnie
fermière de l'établissement thermal, a parfaitement compris qu'une ville qui a eu l'heureux
privilége de devenir pendant quatre années de
suite une résidence impériale, devait mettre
tout en œuvre pour devenir, en même temps,
la métropole des Etablissements thermaux
d'Europe.

Ce résultat, elle l'a obtenu. Aussi, ces
Eaux méritent une description complète, quelque chose qui s'harmonise avec leur importance propre et celle de leur installation, leurs

vertus médicinales; qui explique le parti qu'on a su tirer des eaux transportées et des sels extraits des sources, puis enfin la cure à domicile désignée sous le nom de : « VICHY CHEZ SOI. » Nous allons donc traiter chacune de ces questions dans autant de chapitres séparés.

DES SOURCES

ET DE

LEUR INSTALLATION BALNÉAIRE

Ces sources sont, à tous égards, les plus remarquables qui existent en Europe. L'élément dominant est le bicarbonate de soude. J'indique, dans le tableau suivant, leur température, ainsi que la dose de bicarbonate qu'elles renferment :

	Temp.	Gram.	
Grande-Grille	42° C.	4,833	bicarb. sod.
Puits Chomel	43°	5,001	—
Puits-Carré.........	44° C.	4,893	—
Lucas	29°	5,004	—
Hôpital.............	31°	5,029	—
Célestins	14°	5,103	—
Source d'Hauterive...	15°	4,687	—
Source du Parc.....	22°	4,857	—
Source de Mesdames.	17°	4,016	—
Source Lardy.......	23°	4,910	—

Toutes jaillissent à Vichy même, excepté :
1° celle d'Hauterive, qui en est distante d'une demi-heure, et qui jaillit sur la rive gauche de

l'Allier, au milieu d'un joli parc, ou le trop plein de la source forme une piscine d'eau minérale ; et 2° celle de Mesdames, distante de vingt minutes. Toutes les deux servent à l'expédition et à la buvette, mais Hauterive n'est pas encore amenée à Vichy, tandis que Mesdames a été amenée jusque dans la galerie des sources de l'Etablissement à l'aide de conduites dites « forcées » qui la mettent ainsi à l'abri de toute altération dans son parcours ; elle forme le pendant de la Grande-Grille. Elle est notablement ferrugineuse, et cette qualité explique la faveur dont elle jouit près des malades auxquels le fer est indiqué.

Si, dans l'analyse des sources de Vichy, je n'ai mentionné que le bicarbonate de soude, c'est qu'il est impossible d'indiquer qu'elle peut être la part d'action des autres éléments : cependant ils en ont une très-réelle. Dissolvez dans un litre d'eau ordinaire la même quantité de sels alcalins que nous avons dit exister dans un litre d'eau minérale, cette eau artificielle, lors même qu'elle ne fatiguera pas l'estomac, ne saurait produire des effets analogues à ceux que détermine l'eau naturelle. L'Eau de Vichy n'est donc pas une simple dissolution alcaline ; il y a, soit dans les principes révélés par l'analyse, soit dans d'autres encore inaperçus, une combinaison qui nous échappe, mais dont nous ne devons pas pour cela méconnaître l'intervention.

L'eau de toutes les sources de Vichy est limpide et a une saveur lixivielle, nullement désagréable ; celle des Célestins et de la source d'Hauterive est plutôt aigrelette et piquante. La grande quantité d'acide carbonique que ces sources renferment simule, en s'échappant, une véritable ébullition ; ce gaz est pur, bien qu'il s'y mêle habituellement une légère odeur d'hydrogène sulfuré. Il existe également dans ces sources une assez notable proportion de cette matière gélatineuse et filante qu'on rencontre dans la plupart des eaux minérales.

Maintenant, essayons d'établir quelles sont les modifications chimiques qu'éprouve l'économie par l'absorption d'une eau aussi fortement chargée de bicarbonate de soude.

Les divers liquides qui circulent dans nos vaisseaux, ceux qui en sortent, soit pour. être rejetés au dehors, soit pour rentrer dans la circulation, présentent tous, dans l'état de santé, certains caractères que très souvent la maladie modifie : c'est ainsi que telle sécrétion alcaline deviendra acide, et telle sécrétion acide deviendra alcaline. Or, les eaux de Vichy ont pour effet à peu près constant, nonseulement d'augmenter l'alcalinité du sang et des autres liquides qui sont déjà naturellement alcalins, mais encore de rendre alcalines toutes les sécrétions naturellement acides. On comprend quelles seront les conséquences de ces métamorphoses et de ces espèces de conflits chimiques. Il est évident que toute maladie qui reconnaîtra comme point de départ ou comme principale manifestation une trop grande acidité des humeurs, sera puissamment influencée par l'Eau de Vichy; par suite, l'emploi bien dirigé de cette eau pourra constituer en pareil cas la meilleure thérapeutique.

Prenons garde, toutefois, de nous exagérer, comme on le fait trop souvent, la portée du rôle joué par la chimie. Ce rôle est évidemment secondaire, comparé à la manière dont les eaux minérales impressionnent la vitalité du corps.

Les détails dans lesquels nous venons d'entrer s'appliquent surtout à l'eau prise en boisson.

Un mot maintenant sur l'installation balnéaire.

Le service des bains est aujourd'hui organisé, à Vichy, de manière à ne laisser presque rien à désirer; mais le nombre des baignoires, bien qu'il soit de plus de 350, pouvant donner par jour de 2,500 à 3,000 bains, est loin de suffire, surtout dans le mois de juillet, à l'affluence croissante des malades. Aussi les habitués de Vichy préfèrent-ils avec raison les mois de juin et de septembre. Ils évitent d'ailleurs ainsi les chaleurs caniculaires pendant lesquelles le docteur Lucas, l'un des inspecteurs qui ont le mieux connu ces eaux, avait pris le sage parti d'interdire les bains.

Les douches sont installées d'une manière excellente, et viennent aider avec avantage le traitement de Vichy : leur rôle tend de jour en jour à prendre plus d'importance, et ce succès est dû certainement, outre l'emploi de l'eau, à sa bonne installation ; on y pratique le massage comme à Aix, et chacun sait combien cette sudation naturelle provoque l'absorption par l'estomac de l'eau de Vichy.

Enfin M. Villemin imagina, en 1858, d'utiliser pour des bains l'acide carbonique pris sur les griffons de la source du Puits-Carré. Ces essais ayant réussi, on a installé dans une des parties de l'établissement tout un arsenal de bains et de douches du même gaz, de telle sorte que Vichy compte actuellement une précieuse médication de plus.

Du reste, chaque année amène un perfectionnement qui met Vichy au premier rang.

Ceci posé, nous allons essayer de bien faire ressortir quelle est l'action médicinale des sources de Vichy.

ACTION MÉDICINALE
DES SOURCES

Il existe un grand nombre de maladies pour
lesquelles les sources de Vichy peuvent être
utilement conseillées. En voici les principales :

Maladies des voies digestives. — Toutes les
fois qu'il y a dérangement de la digestion et
que la susceptibilité de la muqueuse intesti-
nale n'est pas trop vive, on peut recourir avec
avantage aux eaux de Vichy. Sous ce rapport,
les dyspepsies avec aigreur, ballonnement,
flatuosités, s'en trouvent mieux que les gas-
tralgies véritables. On commence, d'habitude,
par la source de l'Hôpital : comme c'est celle
qui contient le plus de matières onctueuses,
son action plus douce est, en général, très-bien
supportée. Chez certains malades, une eau
tout-à-fait froide, telle que celle des Célestins

ou de Mesdames, convient mieux pour l'estomac.

Du reste, ce n'est le plus souvent qu'après de véritables tâtonnements qu'on arrive à être définitivement fixé sur son choix.

Maladies du foie avec ou sans calculs. — Les eaux de Vichy font merveille dans la plupart des maladies du foie. En même temps qu'elles rendent la bile plus fluide, elles excitent la vitalité du parenchyme hépatique, activent la circulation dans les capillaires et communiquent plus de ressort à l'organe tout entier : aussi sont-elles éminemment toniques et *désobstruantes*. C'est surtout contre l'hypertrophie, sans productions accidentelles ni dégénérescence, qu'on doit le plus compter sur leurs excellents effets.

S'il y a complication de calculs biliaires, quelle est l'utilité des eaux de Vichy? Nul doute qu'elles n'aient plus d'une fois favorisé la sortie de ces calculs, en stimulant la contractilité de la vésicule ou des canaux qui leur servent de réservoirs. Il semblerait même qu'elles seraient aptes à amener leur dissolution, si tant est, comme on croit l'avoir expérimentalement démontré, que la formation de ces calculs tienne à un défaut d'alcalinité de la bile. Les eaux, dans ce cas, agiraient en rendant à la bile la soude qui lui manque.

Engorgements abdominaux, suite de fièvres de marais. — Les engorgements de la rate, ceux du mésentère et de l'épiploon, qui reconnaissent une origine paludéenne, cèdent quelquefois d'une manière tout à fait inespérée à l'emploi bien dirigé de ces eaux. Ainsi s'expliquent les succès obtenus sur ceux qui reviennent avec les fièvres de nos armées d'Afrique, du Mexique et de Cochinchine, et sur ceux qui nous viennent en si grand nombre de l'étranger. Combien de malades, par exemple l'Espagne, ne nous envoie-t-elle pas tous les ans pour les affections de cette nature qui, après une cure de quelques semaines, retournent chez eux complètement guéris !

Affections de matrice. — Les bains, aidés surtout des irrigations faites avec l'appareil dont chaque cabinet pour dames est pourvu, triomphent facilement des engorgements chroniques de l'utérus.

Catarrhe vésical. — Les eaux de Vichy sont fréquemment conseillées contre le catarrhe chronique de la vessie. Mais, si ce catarrhe a déjà pris le caractère purulent et surtout s'il existe quelque altération de la prostate, vous vous trouverez beaucoup mieux de la douche ascendante que de la boisson. Souvent peut-être, en pareil cas, des eaux moins minéralisées ou simplement gazeuses seraient préférables.

Gravelle. — Les eaux de Vichy possèdent une efficacité incontestable contre cette forme particulière de gravelle qu'on appelle gravelle *rouge* ou d'acide urique. Leur action est quelquefois tellement rapide que, dès les premiers verres, les malades n'apercevant plus dans leurs urines de traces de graviers, se sont effrayés, dans la crainte que ceux-ci ne restassent emprisonnés au sein des organes ; c'est qu'au contraire, ils avaient été instantanément dissous. On peut expliquer cette dissolution en disant que l'acide urique en excès s'est combiné avec la soude des eaux pour former un urate de soude, lequel a été entraîné avec les urines. Le plus souvent cependant l'eau de Vichy agit bien moins comme élément chimique que comme stimulant de l'appareil rénal. Dans ce cas, les graviers, au lieu de se dissoudre, sont simplement expulsés du tissu du rein, et charriés ensuite par les urines : aussi les malades les rendent-ils plutôt à la fin qu'au commencement de la cure, car il faut un certain temps pour qu'ils se détachent.

Goutte, rhumatisme. — Dans le travail que j'ai publié sous le titre : *Du traitement de la goutte par les eaux minérales*, j'ai essayé de prouver que cette affection, étant une maladie essentiellement complexe, ne saurait être combattue par une seule eau, et que plusieurs espèces de sources, en tête desquelles se place Vichy, pouvaient être appelées à intervenir. Je me suis attaché surtout à bien spécifier celles qui paraissent le mieux s'adapter à chacune des formes prédominantes de la goutte. Je puis d'autant mieux renvoyer à ce travail que c'est précisément Vichy que j'ai eue en vue en l'écrivant.

Quant au rhumatisme dont sa parenté avec la goutte me paraît avoir été surtout exagérée, Vichy ne convient qu'à cette forme mixte qu'on appelle « rhumatisme goutteux. »

Diabète sucré. — Le diabète est une affection beaucoup moins rare qu'on ne l'avait cru jusqu'à présent. Il se rend tous les ans à Vichy un certain nombre de diabétiques, surtout parmi les goutteux, chez lesquels la maladie a été très-longtemps méconnue. Or, la plupart se trouvent parfaitement bien de l'usage de ces eaux: c'est au point que je n'en connais aucune autre qui, à cet égard, leur soit supérieure. Sur quel organe agissent-elles? Il est

probable que c'est sur le foie, les belles expériences de M. Cl. Bernard ayant appris que
c'est dans le tissu même de ce viscère que se
forme le sucre. Seulement, il n'est aucune
maladie qui expose plus que le diabéte aux
récidives ; c'est au point qu'on ne peut jamais
dire qu'on en soit radicalement guéri. Aussi est-
il indispensable, une fois la cure de Vichy ter-
minée, de continuer chez soi l'usage des eaux
minérales, en combinant un régime suffisamment animalisé avec l'emploi du pain de gluten
et l'exclusion plus ou moins absolue des subs-
tances sucrées ou féculentes.

On voit, par tous les détails dans lesquels je
viens d'entrer, quel immense parti on peut
tirer des eaux de Vichy dans le traitement
d'une multitude d'affections, même les plus
graves. Quant au choix à faire parmi les
diverses sources, comme, en résumé, il n'en
est aucune douée plus que les autres de propriétés spécifiques sur tel ou tel organe, on
se laissera principalement guider par les sus-

ceptibilités de chaque tempérament. Il paraît cependant prouvé que la Grande Grille convient
mieux pour les maladies du foie, l'Hôpital pour
celles de l'estomac, la source Mesdames pour
les cas où le fer est indiqué, les Célestins ou
Hauterive pour la goutte, le diabète ou la gravelle.

Un dernier renseignement à l'adresse des
baigneurs. Si les hôtels sont pour la plupart confortables, les conditions modérées et
la vie matérielle bonne, l'eau que l'on boit aux
repas laisse en général beaucoup à désirer.
Cette eau, qu'on pompe dans l'Allier à l'aide
des immenses travaux exécutés, en 1863, par
le Gouvernement, en tête du nouveau parc,
est sans doute moins minéralisée que celle des
anciens puits ; mais elle est boueuse, non
filtrée, se modifie par les temps de crue, et,
malgré sa clarté, pèse encore à beaucoup
d'estomacs. Aussi nombre de malades la rem-
placent-ils par les eaux gazeuses de Cha-
teldon, qui sont, au contraire, une sorte de

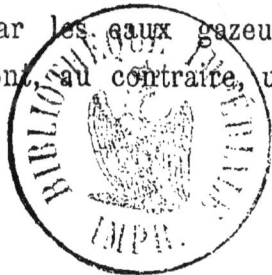

2

diminutif de celles de Vichy et que leur voisi-
nage (19 kilomètres) permet d'avoir toujours
fraîches, et au meilleur compte dans les hôtels,
où l'Etablissement thermal les fait porter à première demande.

CASINO

Que dire maintenant des distractions de
Vichy? Son nouveau Casino, placé dans l'axe
de l'Établissement thermal, avec sa magnifique
terrasse toujours à l'ombre et dominant la
promenade, avec ses salons de bal, de lecture, ses billards et ses salons réservés, offre
de telles ressources que, quand on aura achevé
le « nouveau bâtiment de la restauration, »
lequel doit compléter un ensemble, Vichy
n'aura plus rien à envier aux premiers bains
de l'Allemagne, rien, pas même leurs théâtres
ni leur orchestre. Sans doute, Bade a sa vallée,
mais Vichy a son parc, et, pour les personnes
peu valides, la promenade sur un sol égal et
sablé est encore le meilleur des exercices.
D'ailleurs, grâce à l'efficacité de ses puissantes
eaux minérales, la station française aura tou-

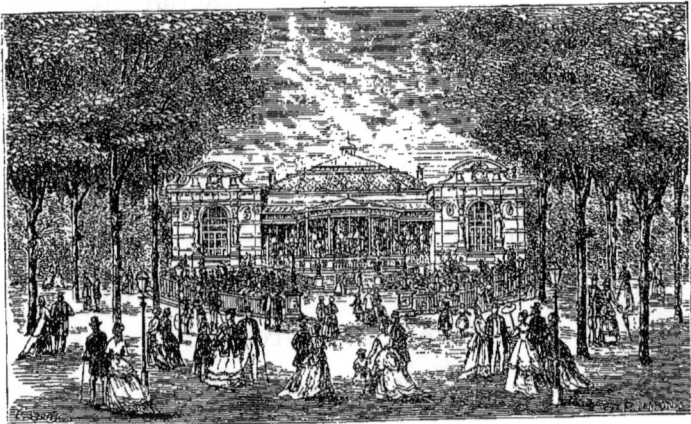

NOUVEAU CASINO DE L'ÉTABLISSEMENT THERMAL DE VICHY

jours quelque chose de plus à offrir aux visiteurs que le plaisir : c'est la santé.

Depuis quelques années, l'Établissement thermal restait ouvert même l'hiver, mais le Casino ne l'était pas; l'ennui régnait. Ces cures, pendant la mauvaise saison, inquiétaient un peu les baigneurs, et les médecins ne conseillaient les eaux qu'à contre cœur, — mais la facilité du traitement a triomphé, le Casino reste ouvert, et aujourd'hui, pendant tout l'hiver, on compte toujours une vingtaine de malades en permanence qui trouvent en plus, dans les différents hôtels, table et logement à meilleur compte que pendant la *grande saison*.

Le Casino, pendant la mauvaise saison est un délicieux séjour, tous les vestibules sont transformés en serre, et les salons chauffés donnent gratuitement aux malades les distractions nécessaires et des promenades dans les allées bitumées du Parc.

EAUX TRANSPORTÉES

SELS EXTRAITS DES EAUX

Nous connaissons maintenant les eaux de Vichy utilisées à Vichy même ; mais notre travail serait incomplet si nous en restions-là. En effet, ces eaux, soit pures, soit réduites à l'état de sel, soit dissimulées en pastilles, sont expédiées, tant en France qu'à l'étranger, dans des proportions que je n'hésite pas à appeler formidables. Il est donc essentiel que nous les étudiions sous ces diverses formes.

Eau transportée. — Toutes les sources de Vichy supportent bien le transport. Il paraît toutefois que c'est la source d'Hauterive qui se conserve le mieux ; par contre, ce serait celle de l'Hôpital qui se conserverait le moins bien.

Le chiffre d'expédition des eaux de Vichy a été, pour l'année qui vient de finir (1869), de 2,500,000 bouteilles ! Heureusement les sources donnent plus de 500,000 litres par vingt-quatre heures. La progression peut donc continuer sans qu'il soit à craindre que les buveurs les tarissent, comme jadis assure-t-on, les armées de Xerxès et de Cambyse tarissaient les fleuves où elles se désaltéraient.

On se demandera peut-être, en voyant tant de sources venir rivaliser chaque jour avec celles de Vichy, comment il se fait que l'expédition ait continué à Vichy sa marche ascendante. C'est qu'aucune eau minérale n'est, à vrai dire, similaire ; partant, aucune ne saurait être indifféremment remplacée par une autre. Vals est Vals, Pougues est Pougues, comme Vichy est Vichy. Qu'importent tels ou tels rapprochements créés par la chimie ! Les meilleurs juges, pour les questions de ce genre, sont en définitive les malades. Or, Vichy a le double privilège d'être le mieux approprié aux diverses susceptibilités organiques et de s'adresser au plus grand nombre d'états morbides.

Sels naturels. — J'ai dit le premier dans un guide, en 1857, je crois, à propos des sels extraits des eaux de Vichy: « C'est une grosse affaire qui commence » je ne savais pas devoir être si bon prophète. Il s'en expédie aujourd'hui plus de 60,000 kilogrammes par an ! Ce chiffre est le digne pendant de celui des eaux transportées. Ce sont ces sels qui sont connus dans le commerce sous le nom de *Sels naturels de Vichy, fabriqués sous le Contrôle de l'Etat.* Mais, avant d'aller plus loin, on peut se demander si c'est bien réellement de Vichy qu'ils arrivent, ou si la source dont on les a retirés n'aurait pas plutôt ses griffons dans quelque fabrique de produits chimiques ou dans quelque officine de la rue des Lombards. A cela, il n'y a qu'une chose à répondre. Un arrêté ministériel, qui date déjà de 1857, rend

obligatoire le contrôle de l'Etat sur tout pro-
duit qui sort de l'établissement thermal de
Vichy. Ce contrôle est une garantie de la provenance des sels, comme le poinçon de la
monnaie est une garantie de la nature des
métaux. La question de *sincérité* est donc une
question parfaitement jugée. Rien de moins,
mais aussi rien de plus. Aussi l'Etat n'entend
en aucune manière certifier la valeur thérapeutique de telle ou telle préparation ; il dit simplement : « Mon contrôle assure que les produits vendus sous ce cachet sont réellement
extraits des sources qu'exploite la compagnie
fermière de Vichy. »

Les sels naturels de Vichy se divisent en
sels pour bains et sels pour boissons.

Sels pour bains. — Voici comment on procède actuellement pour l'extraction des sels
destinés aux bains.

On a installé tout près des réservoirs généraux
des sources, de vastes bacs de tôle où l'eau minérale est soumise, comme cela se pratique dans

les salines, à l'action graduelle et prolongée de la chaleur. Lorsqu'elle marque 34 ou 35 degrés à l'aréomètre, on modère le feu, puis on commence à *draguer* les sels à mesure qu'ils se déposent, opération que l'on continue jusqu'à ce que le bac soit épuisé. Les sels ainsi obtenus représentent des masses d'une cristallisation un peu confuse ou même tout à fait amorphe. S'ils n'ont rien de bien flatteur à l'œil, en revanche ils renferment tous les éléments essentiels de l'eau minérale. Quand ils ont été suffisamment égouttés, puis saturés par le gaz acide carbonique pris aux sources, puis enfin bien séchés, on les divise par rouleaux d'une capacité égale à la quantité de sels contenus dans un bain de Vichy: c'est sous cette forme qu'ils sont livrés au commerce et que leur emploi combiné avec l'Eau minérale de Vichy en boisson constitue la cure de *Vichy chez soi*, dont nous allons parler tout-à-l'heure.

Sels pour boisson. — Les sels pour boisson, par suite des soins spéciaux dont leur cristallisation est l'objet, ont une beaucoup plus belle apparence que les sels pour bains. Ils représentent de petites roches, de petites montagnes de neige, d'un aspect tout à fait appétissant. Mais « ne vous en rapportez pas trop aux signes extérieurs. » (*Nimium ne crede colori*). L'eau artificielle que ces sels serviront à former ne remplacera jamais complètement l'eau naturelle ; celle-ci est la seule eau réellement médicinale. Qu'ils soient supérieurs aux simples bi-carbonates de soude du commerce, je le veux bien ; mais cela ne prouve pas qu'ils vaillent l'eau minérale elle-même, leur véritable emploi consiste bien plutôt dans la fabrication des pastilles dites de Vichy.

Pastilles de Vichy. — Ces pastilles, où l'âcre saveur du sel est dissimulée par la gomme adragante et le sucre, ainsi que par un agréable arome, représentent un excellent digestif que les enfants eux mêmes acceptent avec plaisir. Je sais qu'ils leur préfèrent les *sucres d'orge*, légèrement alcalins, qui sortent

aussi de l'Etablissement thermal. Je les leur
permets volontiers, mais seulement à titre de
friandise ou d'encouragement à une cure plus
sérieuse.

Les pastilles conviennent surtout pour les
digestions difficiles et laborieuses qui s'accompagnent d'une sensation de poids ou de barre
vers l'épigastre ; elles agissent de même, à
titre d'absorbant, dans ces dyspepsies flatu-
lentes, que caractérise un dégagement de gaz
dans l'estomac. Mais pour cette dernière affection les *Perles de Vichy*, enveloppe gélatineuse
qui contient du *Sel* extrait des Eaux minérales,
sont peut-être préférables. La dose à laquelle
on les prend n'a rien de fixe ; c'est aux malades
eux-mêmes à la régler d'après leurs propres
observations.

COTÉ INDUSTRIEL

L'ÉTABLISSEMENT THERMAL DE VICHY

La grande usine de l'Etablissement où se ma-
nipulent ces divers produits, est la promenade
obligée de tout nouvel arrivant à Vichy.

On assiste d'un côté aux diverses transformations que subit l'eau minérale pour se changer
en sels, et de sels en sucres d'orge ou en
pastilles. Un spectacle non moins curieux,
c'est le fonctionnement de cette série de
tuyaux et d'aqueducs qui amènent et retirent
les Eaux de chaque cabinet de bains, et celui
qu'offre la buanderie et la lingerie, magnifique
établissement qui blanchit chaque jour, par
l'emploi de la vapeur, près de 11,000 pièces de
linge. Enfin, on ne saurait se faire une idée du

mouvement et de l'activité qui règnent dans les
halles aux bouteilles, situées près de la gare
du chemin de fer, pour l'expédition des nombreux produits de Vichy qui partent pour aller
inonder le monde entier. J'ai dit le « monde
entier. » C'est qu'en effet, j'y ai vu des caisses
préparées pour le Pérou, la Chine, le Japon et
l'Australie. C'est surtout à Vichy que l'art de
l'emballeur doit déployer ses ressources et ses
soins, et au besoin ses arcanes, tant sont nom-
breuses les péripéties auxquelles chaque envoi
est exposé avant de parvenir à sa destination !

VICHY CHEZ SOI

Bien que l'établissement de Vichy et son Casino soient ouvert toute l'année, peu de personnes, malgré la facilité du traitement, sont tentées d'aller s'y installer pendant l'hiver et d'écouter les allèchements des annonces de la Compagnie. Il y a là, en effet, malgré les promesses, une assez triste perspective d'isolement qu'à moins de nécessité absolue, on se décide difficilement à braver. Cependant il n'est pas rare, comme nous le disions tout à l'heure, d'y rencontrer des malades, surtout des malades étrangers, aux deux extrêmes de ce qu'on appelle la saison thermale, c'est-à-dire en avril et novembre. Mais il en est d'autres que les distances, les infirmités ou toute autre impossibilité de déplacement retiennent forcément chez eux, et qui, si on ne leur venait en aide, se trouveraient ainsi privés de cette précieuse médication. C'est pour ceux-là qu'il a fallu trouver le moyen d'avoir *Vichy chez soi* et comme boisson et comme bains.

La manière d'user des eaux de Vichy transportées diffère généralement de ce qu'elle est à la source même. Ainsi, au lieu de les boire à jeun et pures, on les prend de préférence aux repas et coupées avec du vin rouge ou du vin blanc. Le vin blanc a sur le vin rouge l'avantage de ne pas être troublé par l'eau; il est vrai que ce trouble du vin rouge, ne provenant que du dépôt de sa matière colorante, l'eau ne perd rien de ses vertus médicinales.

Il est des personnes au contraire qui se trouvent mieux de l'eau de Vichy prise pure, soit le matin, à jeun, soit quelque temps avant le dîner. C'est pour faciliter cette dernière manière de faire le traitement, que la Compagnie fermière a institué, dans son grand magasin de détail du boulevard Montmartre et dans toutes les succursales, la vente des eaux au « verre. » Voici comment les choses se passent :

L'eau de toutes les sources y est expédiée directement de Vichy dans de petits flacons bleuâtres, de manière à être ainsi complètement soustraite à l'action décomposante de la lumière. Chaque flacon ne contient qu'un verre. Les promeneurs et les gens occupés, à qui l'eau de Vichy est recommandée, entrent donc dans ces sortes de trinkall, boivent de la source qui leur convient, puis retournent à leur promenade ou à leurs affaires, sans être obligés de rentrer chez eux. Du reste, la Compagnie de Vichy n'est rien moins qu'exclusive. Ainsi toutes les eaux minérales, quelle que soit leur provenance, j'ajouterai leur rivalité, sont de même délivrées au verre, sans exception : seulement il n'y a, jusqu'à présent, que les eaux sulfureuses qui soient seules expédiées comme celle de Vichy dans des flacons de la contenance d'un verre. Ce mode d'administrer les eaux, dont on avait fait à Paris les premiers essais sur une très petite échelle, n'a pas tardé à

prendre de grandes proportions et à se généraliser. Il est aujourd'hui en plein exercice à
Lyon, à Marseille et au Havre.

Voilà pour la boisson. Quant aux personnes
qui veulent suivre une cure complète par l'ad-
jonction des bains, il leur suffit, pour les pré-
parer, d'additionner l'eau de la baignoire des
sels naturels dont nous parlions tout à l'heure,
en se conformant aux prescriptions du médecin qui seul est apte à en apprécier la conve-
nance et les doses.

Ainsi se trouve résolu, dans la mesure de ce
qu'il peut l'être, le problème de « Vichy chez
soi. » Seulement, et c'est par cette citation
poétique que nous terminerons des détails qui
le sont si peu : « La vertu réelle des eaux ne
se rencontre qu'aux sources mêmes où on les
boit : »

Dulcius ex ipso fonte bibuntur aquæ.

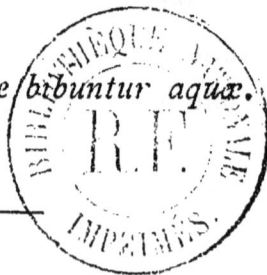

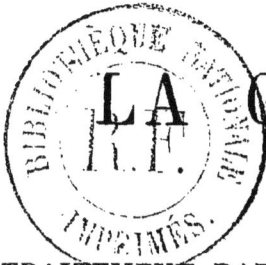

LA GOUTTE

ET SON

TRAITEMENT PAR LES EAUX MINÉRALES

DU TRAITEMENT

DE LA

GOUTTE

PAR LES

EAUX MINÉRALES

DES SPÉCIFIQUES DE LA GOUTTE

Il n'est peut-être pas de maladie sur laquelle
on ait autant écrit ni autant expérimenté que
la goutte, et, par contre, il n'en est aucune
dont la nature soit encore enveloppée de plus
de mystères, d'incertitude et même d'erreurs.
Tous les jours on essaye de nouvelles médica-
tions dans l'espoir que le hasard et l'empirisme
mettront sur la voie de découvertes inespérées.
Malheureusement, au lieu de procéder avec
réserve et de conclure avec maturité, on se

hâte de généraliser quelques observations in-
complètes, puis on s'écrie : Tel remède guérit
la goutte.

Tel remède guérit la goutte ! Mais d'abord
est-il vrai que la goutte puisse être guérie
par un seul et unique remède ? Il faudrait
admettre pour cela que c'est une affection toujours semblable à elle-même quant à son principe, son caractère, son essence. Si le vaccin
est en réalité le traitement préventif de la
variole, le mercure le traitement curatif de la
syphilis, c'est que la syphilis et la variole sont
bien positivement des affections spécifiques, et
que, par suite, elles réclament une même spé-
cificité de moyens. Mais en est-il ainsi pour
la goutte? On ne saurait nier que la goutte ne
soit une maladie à part, reconnaissable à certains signes qui ne permettent pas de la confondre avec aucune autre. Ainsi, ses retours
périodiques, ses manifestations par accès, le
genre particulier de douleurs qui la caractérisent, ses préférences pour certaines articulations, ses prodromes, sa marche, le cortége de

symptômes généraux dont elle s'accompagne, tout annonce qu'il se fait, au sein des tissus, un travail intime et profond qu'on serait presque tenté de rapporter à la présence d'un virus. Mais en arrive-t-on au traitement, cette pierre de touche qu'il ne faut jamais négliger, on voit que, là où l'on croyait trouver l'unité, on ne rencontre plus qu'un état essentiellement complexe. Tel moyen qui aura réussi chez un goutteux échouera chez un autre, si même il n'aggrave sa position, de telle sorte que le même médicament pourra être utile ou nuisible, suivant le malade auquel il sera administré. Or, il n'en saurait être ainsi si la goutte était réellement une affection simple, reconnaissant pour cause un élément unique. Les susceptibilités individuelles pourraient modifier la tolérance du remède, mais non ses effets actuels, et encore moins son efficacité ultérieure.

Le mot *goutte* est, comme le mot *dartre*, un terme générique qui désigne un groupe d'affections offrant certains caractères communs,

sans avoir pour cela une identité parfaite. Et,
de même qu'il n'y a pas de spécifique contre
les dartres, de même, je le crains bien, il n'y
en a pas contre la goutte.

Ainsi s'explique l'insuccès de toutes ces
prétendues recettes anti-goutteuses qui ont,
pour la plupart, le colchique pour base, et
qu'exploitent le plus souvent des personnes
qui se proclament bien haut étrangères à la
médecine, comme si, parce qu'un médecin ne
guérit pas la goutte, il suffirait de ne pas
l'être pour la guérir. Ainsi s'explique également l'obscurité qui règne sur la valeur réelle
des eaux minérales dans le traitement de
la goutte, les mêmes eaux étant prescrites
indifféremment pour toutes les variétés de
cette affection, et, par suite, tel goutteux
vantant les excellents effets d'une source
dont tel autre accusera la déplorable in-
fluence.

Les recherches toutes spéciales auxquelles,
depuis bien longtemps déjà, je me suis livré
sur l'étude des eaux, vont, j'espère, me per-

mettre de trouver dans ce travail une partie
du voile qui couvre ces importantes et délicates
questions de thérapeutique. Qu'on ne croie pas
que je me fasse illusion sur les difficultés du
sujet. Je pourrais presque dire que personne ne
les connaît mieux que moi, ayant pu juger par
moi-même, dans mes visites aux divers éta-
blissements thermaux, des graves dissidences
qui existent à cet égard parmi les médecins et
parmi les goutteux. Je vais essayer, dans ce
dédale d'opinions et de systèmes, d'établir sur
des faits, et sur des faits seulement, quelques
préceptes généraux et quelques déductions
pratiques. N'étant spécialement chargé de
l'inspection d'aucune source, je m'aiderai de
l'expérience de ceux de mes confrères qui ont
des positions officielles, sans craindre de me
laisser dominer par certaines influences locales
auxquelles il n'est pas toujours aisé de se sous-
traire. Je ferai surtout appel à ma propre
observation, car, s'il importe de bien connaître
comment les eaux, prises sur les mêmes lieux,
agissent immédiatement sur la goutte, il est

peut-être plus essentiel encore de savoir quelle est leur action ultérieure, non-seulement sur la goutte elle-même, mais sur la santé générale des goutteux ; or, c'est seulement dans la pratique civile, alors que les malades ont repris leur genre de vie ordinaire, qu'on peut obtenir ce complément de renseignements.

Mon travail comprendra deux parties. Dans la première, je parlerai de *l'attaque de goutte*, au point de vue des phénomènes qui la caractérisent; dans la seconde, de ses ***principales variétés,*** au point de vue de la médication thermale.

DE L'ATTAQUE DE GOUTTE

Trois phénomènes principaux caractérisent la manifestation goutteuse connue sous le nom d'attaque ou d'accès : les uns sont relatifs au siége et à la nature de la *douleur*, les autres à la suppression de la *transpiration cutanée*, les autres enfin aux troubles de la *sécrétion urinaire*. Un mot sur chacun.

Douleur. — Tout le monde sait que la douleur de la goutte a une prédilection toute particulière pour les articulations, se portant de l'une à l'autre avec une rapidité extrême, disparaissant quelquefois tout à fait, pour reparaître de nouveau, et, une fois fixée dans un point, présentant, au lieu d'un rhythme uniforme, de fréquentes exacerbations. D'habitude, elle s'accompagne en même temps de symptômes inflammatoires. Toutefois la douleur n'est pas toujours en rapport avec la phlegmasie locale; elle peut être vive quand celle-ci sera légère, légère quand celle-ci sera vive, comme si l'élément nerveux jouait ici un plus grand rôle que l'élément sanguin. Enfin, dans quelques cas, au lieu de s'attacher aux articulations, elle envahit les muscles, les tendons, les nerfs, ou même, ce qui est beaucoup plus grave, elle se porte sur quelque organe intérieur.

La douleur est le symptôme qui a nécessairement le plus frappé les personnes du monde : aussi, pour elle, le mot goutte est-il à peu près synonyme du mot douleur, et par suite, tout ce qui soulage celle-ci est facilement réputé un remède contre celle-là. C'est souvent une erreur. Plus la douleur a été vive au moment des accès, plus, en général, l'attaque est de courte durée, et plus sa disparition est complète. Aussi, Sydenham appelait-il, en pareil cas, la douleur « un remède des plus amers » (*dolor amarissimum pharmacum*). C'est ce qu'il importe de ne pas perdre de vue quand

on doit prescrire une eau minérale à un goutteux, certaines sources ayant la propriété de
diminuer dans une notable mesure les douleurs
de la goutte, tandis que d'autres les exaspèrent
momentanément; or, nous verrons qu'il est
des cas où ces dernières doivent être préfé-
rées.

Transpiration cutanée. — La suppression de
la transpiration cutanée est, avons-nous dit,
un des symptômes caractéristiques de l'attaque
de la goutte. C'est au point qu'un grand nombre de goutteux sont avertis de l'imminence
de ces attaques par un sentiment tout particulier de sécheresse et d'aridité vers la peau,
laquelle semble ne plus fonctionner. Quand
on réfléchit à la quantité de matières salines
ou âcres qui, dans l'état de santé, s'échappent
par la transpiration, d'où résulte une dépura-
tion continuelle, on comprend que la rétention
de ces mêmes matières au sein de nos tissus
doive modifier profondément la composition
des humeurs, et, par suite, n'être pas étran-

gère à la manifestation de la goutte. N'est-ce pas pour les mêmes motifs que l'on compte beaucoup plus de goutteux dans le Nord que dans le Midi, la peau fonctionnant très-différemment suivant les diverses circonstances de latitude et de climat ?

Ceci explique pourquoi les sudoriques occupent une si grande place parmi les médicaments proposés pour le traitement de la goutte. Le raisonnement et l'observation prouvent également que les eaux minérales doivent une partie de leur efficacité à ce qu'elles activent les fonctions de la peau, et la fortifient en même temps contre les impressions de l'atmosphère. C'est là, du reste, une question sur laquelle les médecins sont généralement d'accord.

Sécrétion urinaire. — Il n'en est malheureusement pas de même pour ce qui a trait aux modifications que la goutte détermine dans la sécrétion urinaire. Les uns n'ont voulu y voir qu'un fait de peu de valeur, sans signification réellement pratique ; d'autres, au contraire, y attribuent une portée extrême, à tel point qu'ils en ont fait la base de toute une théorie et de tout un traitement. La question est trop grave ; elle touche à des intérêts trop essentiels pour que nous n'entrions pas, à son sujet, dans quelques développements.

Tous les auteurs qui ont écrit sur la goutte ont noté, comme l'un des signes les plus constants, que, chez les goutteux, les urines se troublent et laissent déposer un sédiment briqueté très-abondant, qui n'est autre chose que de l'acide urique ; de là cette concomitance si fréquente de la goutte et de la gravelle rouge. Partant de ces données, Petit en avait conclu que l'assimilation de l'acide urique dans l'économie constituait l'élément essentiel de toute espèce de goutte, et en était la cause déterminante. Prévenir la formation de cet acide, ou, une fois formé, l'atténuer et le neutraliser, telle devait être, par conséquent, la base du traitement. Aussi conseillait-il l'eau de Vichy indistinctement à tous les goutteux, cette eau contenant assez de bicarbonate de soude pour enlever aux urines leur trop grande acidité, et même pour les rendre le plus habituellement alcalines.

Quelque rationnelle, je l'avoue, que puisse paraître cette théorie, je m'en sépare complètement pour ce qui a trait à la généralisation du traitement alcalin appliqué à toute espèce de goutte. Vouloir englober ainsi dans une même médication les diverses variétés de l'affection goutteuse, me paraît une véritable aberration thérapeutique. C'est, du reste, ce qui ressortira mieux encore des développements dans lesquels il me faudra bientôt entrer, en faisant l'histoire de chaque variété de goutte, et de l'appropriation des eaux minérales au traitement de chacune.

— Nous venons d'esquisser rapidement les principaux phénomènes qui caractérisent l'attaque. Si je n'ai pas parlé des troubles de la digestion qui l'accompagnent presque toujours, c'est qu'ils n'ont aucune connexion avec le principe même de la maladie. L'estomac est

habituellement parfait chez les goutteux ; il
conserve jusqu'au moment de l'attaque, puis
retrouve, après qu'elle a cessé, toute la puissance de ses facultés. Ces troubles ne sont donc
qu'un accident momentané, par suite du travail
morbide dans lequel tous les rouages de l'économie sont violemment en jeu.

C'est qu'en effet la goutte, avant de faire
explosion, frappe d'inertie et de stupeur tous
les principaux viscères, surtout ceux de l'ab-
domen. Il y a un court moment d'attente,
moment plein d'anxiété ; puis, tout à coup,
comme si la nature faisait un suprême effort,
une jetée goutteuse se fixe sur un point quel-
conque, le plus souvent sur une articulation.
A mesure que le mal se localise, le calme
semble renaître dans l'organisme. Mais bientôt
de nouvelles crises se succèdent, plus doulou-
reuses souvent que les premières, jusqu'à ce
qu'enfin, après des alternatives de détente et
de paroxysmes, une abondante transpiration,
offrant parfois des caractères tout spéciaux,
vienne terminer la scène. Remarquons que

4

c'est seulement quand une élimination critique a eu lieu, soit par la peau, soit par une autre voie, qu'on peut regarder l'attaque comme entièrement finie.

Les détails sur lesquels nous venons d'entrer, s'ils n'apprennent pas quelle est la nature intime de la goutte, prouvent du moins que, chez les goutteux, les humeurs subissent des modifications profondes d'où résultent des troubles organiques et fonctionnels, qui, à la longue, finissent par entraîner les lésions les plus graves. Je ne puis, à cet égard, mieux comparer le sang des goutteux qu'à des eaux incrustantes qui abandonnent peu à peu dans leurs canaux une partie de leurs sels minéralisateurs, jusqu'à ce qu'enfin, si l'on n'y porte pas remède, ces canaux s'engorgent et même s'obstruent au point de devenir plus ou moins imperméables. On comprend dès lors que ce soit en agissant sur la composition directe des liquides qu'on arrive à modifier efficacement l'élément principal de la goutte.

Mais quittons ces appréciations générales

pour attaquer le cœur même de la question. A mesure que nous avancerons dans ces études, vous verrez que les distinctions établies plus haut, relativement aux différentes phases de la manifestation goutteuse, étaient tout à fait indispensables pour bien fixer nos idées sur l'emploi de la médication thermale.

PRINCIPALES VARIÉTÉS DE GOUTTE

Commençons par poser en principe que l'emploi de toute eau minérale est formellement contre-indiqué, du moment que la goutte se trouve dans une de ses périodes aigües. On ne peut y recourir que dans l'intervalle des attaques sinon toujours avec succès, du moins sans danger. Je dis « sans danger. » En effet, c'est surtout au traitement de la goutte par les eaux que le célèbre précepte « avant tout ne pas nuire » (*primo non nocere*), est applicable, et malheureusement l'observation prouve que, pour un goutteux que les eaux minérales ont soulagé, il en est dix dont elles ont aggravé la maladie.

Partant donc de ce fait que la goutte est une affection multiple, non-seulement par la forme, mais par la nature de ses manifestations, et que, d'un autre côté, les eaux minérales exercent une action très-différente suivant le caractère prédominant de la maladie, nous allons essayer de faire un choix parmi les eaux et d'indiquer, en regard de chaque variété de goutte, le groupe de sources le mieux approprié à son traitement. Surtout laissons de côté toute question de doctrine, car il importe peu de savoir ce que telle ou telle école a pu dire de l'étiologie de la goutte ; la preuve qu'elle s'est fourvoyée, c'est qu'elle n'en a point trouvé le remède. Dès lors que nous servirait de faire ici parade d'une stérile et vaine érudition ?

Afin de mettre un peu d'ordre et de méthode dans les règles qui nous reste à poser, nous ramènerons à quatre principaux types toutes les variétés de goutte, savoir : la goutte articulaire, la goutte viscérale, la goutte rhumatismale et la cachexie goutteuse.

Goutte articulaire.

La goutte articulaire est, ainsi que l'indique son nom, celle qui s'attaque de préférence aux articulations. Elle peut affecter deux formes complètement opposées, la forme tonique et la forme [atonique. Parlons d'abord de la forme tonique.

Goutte articulaire tonique. — C'est l'espèce la plus fréquente. Vous la reconnaîtrez aux caractères suivants : elle' suit une marche régulière ; ses accès sont vifs, très-aigus, mais ils laissent entre eux des intervalles de calme parfait, et ne se reproduisent qu'à des époques éloignées. A ne considérer que les phénomènes saillants, le malade souffre d'une des articulations du pied ; le plus souvent le mal ne dépasse pas le gros orteil ; les paroxysmes bien accusés sont plus sensibles la nuit ; ils diminuent et cessent même vers le matin, pour revenir avec une égale intensité la nuit suivante. On constate souvent de la fièvre et toujours de la rougeur et de l'œdème aux environs des points affectés. Rien n'indique, du reste, dans cette forme de goutte, une disposition inquiétante à de brusques déplacements ou à de lentes émigrations. C'est la maladie à son état normal, horriblement douloureuse même au toucher, mais n'entraînant guère d'autres désordres généraux que ceux qui suivent d'ordinaire les souffrances aiguës. Un caractère précieux et positif s'ajoute à ceux-là : les urines, dont l'observation a tant d'importance chez les goutteux, sont colorées et laissent déposer un sédiment rougeâtre assez abondant, que nous avons dit être de l'acide urique.

Tels sont les principaux phénomènes de la goutte articulaire tonique. Se trouvent-ils chez un malade, vous pouvez prescrire les eaux de Vichy en toute sécurité. Ces eaux, pour lesquelles les goutteux ont une tolérance extrême, ne tardent pas à déterminer une amélioration sensible et rapide dans la santé générale. Quelquefois, il est vrai, dans les premiers jours de leur emploi, les goutteux deviennent plus souffrants ; mais cette recrudescence dans les douleurs articulaires est de courte durée, et, d'habitude, elle ne compromet pas les bons effets du traitement.

Voilà des résultats qui, à mes yeux, sont
incontestables. Hâtons-nous toutefois d'ajouter
que le traitement de la goutte par ces eaux
exige autant plus de ménagements, qu'on doit
savoir y apporter une mesure de temps et de
dose qu'il serait dangereux de franchir. Ainsi,
par exemple, vous verrez des goutteux qui
s'étaient trouvés à merveille d'une première
saison passée à Vichy, à merveille également
d'une seconde, revenir aux eaux même plusieurs années encore, et, au lieu d'y compléter
leur cure, perdre tout le bénéfice précédemment obtenu. Que s'opère-t-il dans de pareils
cas? La goutte se transforme. De tonique
qu'elle était d'abord, elle devient atonique;
or, nous allons voir que c'est, de toutes les
formes, la plus grave et la plus perfide. Ainsi
s'explique la différence des résultats observés
à Vichy sur les goutteux. Vous pourrez, par
une médication discrète et bien dirigée, modifier la constitution au point d'effacer les ravages de la maladie, et, sinon prévenir, du
moins éloigner le retour des accès, que vous

rendrez en même temps plus bénins. Mais sa-
chez vous arrêter à temps. Vouloir annihiler
complètement l'élément goutteux par la continuité ou la répétition trop fréquente du traitement alcalin, c'est ôter à l'économie une
somme de forces dont, à un moment donné,
elle aurait besoin pour faire face à une attaque.
Aussi combien de goutteux sont retournés à
Vichy par *reconnaissance*, ainsi qu'ils le
disaient, et qui en ont rapporté un sentiment
tout autre !

Tout tient donc à la mesure du traitement.
Le grand art du médecin, en pareil cas, à
bien reconnaître le point exact de saturation
alcaline qu'il convient de ne pas dépasser, surtout quand il s'agit de goutte héréditaire,
celle-ci étant plus insidieuse que la goutte
acquise. Voici, du reste, comment je procède
dans ma pratique personnelle.

Il est rare que je conseille Vichy plus de
deux ou trois années de suite à un goutteux,
lors même qu'il se trouve bien de ces eaux.
Je préfère varier la médication en l'envoyant,

par exemple, se retremper aux sources de
Kissengen, de Hombourg ou de Niederbronn.
Ces sources, par le fer et les chlorures qu'elles
renferment, préviennent un trop grand appau-
vrissement du sang ; et, de plus, en vertu de
leurs propriétés laxatives, elles déterminent
un travail dépuratif que ne procure pas Vichy,
dont les eaux sont plus constipantes.

Ce qu'il faut donc éviter avant tout ici,
c'est l'abus de la médication alcaline. Mais on
a fait un reproche tout autrement grave à
l'emploi, même bien dirigé, de ces eaux. On a
dit : « Sans doute la goutte s'améliore à Vichy,
seulement le goutteux est exposé par suite à
mourir d'apoplexie. » Et ce n'est pas là une
de ses assertions banales, comme des détrac-
teurs systématiques en opposent quelquefois
à des enthousiastes également exagérés. Non.
C'est l'ancien inspecteur de Vichy, Prunelle,
qui a lui-même jeté le cri d'alarme, non par
des faits nettement articulés, mais par des
propos vagues, des demi-confidences que les
goutteux commentaient ensuite à leur manière.

Or il résulte de l'espèce d'enquête à laquelle je me suis livré à ce sujet que des accidents ont pu avoir lieu sans doute, mais qu'ils n'offraient ni la gravité, ni la fréquence que leur attribuait Prunelle ; souvent même, au lieu d'en rendre les eaux responsables, il eût fallu plutôt s'en prendre aux malades eux-mêmes qui, pour la plupart, passent trop tôt de la tempérance obligée du traitement à leurs premières habitudes de bonne chère.

Ce que nous venons de dire de l'emploi des eaux de Vichy dans le traitement de la goutte, est également applicable aux autres sources fortement alcalines. Si je mentionne plus spécialement Vichy, c'est que ses eaux ont fait leur preuve et qu'elles ont été l'objet d'études cliniques mieux suivies, la chimie étant, ici, comme pour tout ce qui touche aux eaux, un guide beaucoup moins sûr que l'observation directe.

Goutte articulaire atonique. — Cette variété de goutte, qu'on désigne quelquefois

sous le nom de *goutte molle*, n'est souvent que
la transformation, ou mieux la dégénérescence de la goutte primitivement tonique.
Ainsi arrive un moment où les accès ont perdu
leur vivacité ; l'affection, longtemps indécise
avant de s'arrêter sur une articulation, en
touche en passant plusieurs. Au lieu de cette
constriction âcre et profonde qu'accompa-
gnaient des symptômes inflammatoires, les
malades ressentent simplement une pesanteur
incommode ; le pied est engourdi, lourd à porter, et ne peut soutenir le corps ; les douleurs
sont lancinantes, mais sans continuité ;
l'œdème envahit presque tout le membre. Les
choses durent ainsi des semaines, des mois
même, sans paroxysmes ; puis le mieux est
lent à venir ou se manifeste brusquement.
Abandonnés aux seuls efforts de la nature, ces
goutteux deviennent bientôt hydropiques.
Leur constitution rappelle assez exactement
l'état tout particulier qu'offrent les habitants
des pays marécageux à la suite des fièvres in-
termittentes prolongées.

Tel est le tableau un peu sombre sans doute, mais nullement chargé, d'un grand nombre de goutteux qui ont abusé de Vichy. Qu'on ne soit pas surpris d'un semblable résultat. C'est ce que nous observons tous les jours dans nos expériences de laboratoire, quand, à l'exemple de Magendie, nous injectons dans les veines d'un animal une solution de bicarbonate de soude. Le sang rendu trop coagulable, devient inapte à circuler, une partie de ses éléments s'extravasant dans le tissu cellulaire, dans les cavités séreuses et jusque dans la profondeur des parenchymes, absolument comme chez les goutteux dont nous traçons l'histoire.

Ces goutteux chez lesquels la médication alcaline a transformé la goutte tonique en goutte atonique, échangent ainsi un état douloureux sans doute, mais exempt de dangers immédiats, contre un état moins pénible en apparence, mais qui les place sous le coup des accidents les plus meurtriers. En effet, la goutte articulaire, tant qu'elle reste tonique, n'est point sujette à se déplacer et, par suite, ses atteintes, quelque cruelles qu'elles soient, ne compromettent pas la vie des malades. Prend-elle, au contraire, la forme atonique, elle devient vague, insidieuse, a une singulière tendance à se porter vers les organes intérieurs, et dans ses brusques métastases, elle peut, en un instant, foudroyer les goutteux. C'est en parlant de ceux-ci que Guy-Patin disait avec tant de justesse : « Quand ils ont la goutte, ils « sont à plaindre ; quand ils ne l'ont pas, ils « sont à craindre. »

La goutte, à certains égards, n'est pas sans quelque analogie avec les fièvres éruptives. Si, par exemple, dans une scarlatine ou dans une rougeole, vous empêchez l'éruption de suivre régulièrement ses périodes, vous substituez à une maladie, d'habitude assez légère, un état des plus graves ; de même pour la goutte. Si, au lieu de tempérer simplement ses attaques, vous les arrêtez imprudemment dans leur développement, vous retenez au sein de l'économie morbide qui, ne pouvant plus être éliminé au dehors, tournera ses ravages contre des organes que, sans cela, il eût respectés.

Signaler les causes qui favorisent le développement de la goutte atonique, c'est indiquer en même temps le traitement qui convient le mieux contre cette affection. Ainsi, il est de tonte évidence qu'il faudra recourir à des eaux stimulantes, afin de restituer à l'individu, suivant l'expression de Sydenham, une *puissance réactive* qu'il n'avait plus en lui-même pour l'évolution régulière de la goutte. Les sources salines muriatiques sont celles qui m'ont fourni les meilleurs résultats. Défiez-vous des sources sulfureuses, surtout si elles appartiennent au groupe pyrénéen : j'ai vu peu de goutteux bien s'en trouver.

Il est une variété de goutte atonique dont je n'ai point encore parlé, c'est celle qui débute avec des caractères d'asthémie, et qui les conserve sans passer par aucune des périodes de la goutte tonique. Le bénignité de ses accès en fait une affection très-peu grave, rarement sujette à répercuter, à la con-

dition, toutefois, qu'elle ne sera pas tour-
mentée par des traitements inopportuns.
Si l'on juge convenable de recourir aux eaux
minérales, on donnera la préférence à des
eaux tout à la fois toniques et sédatives.
Vichy devra être évité à tous égards, surtout
si, comme cela arrive fréquemment, la goutte
se complique de gravelle blanche.

Enfin, je n'ai rien dit non plus de la goutte
atonique qui, chez les vieillards, succède à la
goutte tonique par la diminution graduelle des
forces de l'économie. Cette transformation
est beaucoup plus un bénéfice qu'un inconvé-
nient de l'âge, la goutte n'offrant plus alors
aucun des dangers que nous avons précédemment signalés ; souvent même elle est le pré-
lude d'une disparition complète de la maladie.
Il faut dans ce cas, savoir temporiser et surtout s'abstenir.

Goutte viscérale.

Le goutte viscérale, c'est-à-dire celle qui
s'attaque à quelque organe intérieur, est cette

variété que Cullen a si bien décrite sous le
nom de goutte *mal placée*. C'est une des affections les plus difficiles à diagnostiquer, surtout
quand l'individu n'a offert encore aucun pré-
cédent goutteux : presque toujours on la con-
fond avec une névralgie ou une névrose..
Ainsi, vous êtes consulté par des malades qui,
sans cause appréciable, sont pris par intervalles de douleurs excessivement vives vers
l'estomac, l'intestin ou la vessie, douleurs qui
s'accompagnent parfois d'un ballonnement
pouvant aller jusqu'à la tympanite. Chez d'autres, ce sont des palpitations effrayantes, avec
un sentiment d'extrême anxiété vers le cœur,
et une singulière intermittence dans le pouls.
D'autres se plaignent d'étouffements et de
dyspnée : vous diriez de véritables asthma-
tiques. Enfin, certains malades accusent dans
la tête des douleurs vagues, lancinantes, se
portant d'un point à un autre, et se fixant, par
moments, à l'intérieur de l'oreille ou de l'or-
bite : c'est ce qu'ils appellent leurs *fausses
migraines* ; il n'est pas rare que ces douleurs

5

se reproduisent d'une manière périodique. De semblables états, s'ils font le désespoir des malades, font également celui des médecins par l'impuissance des remèdes : émissions sanguines, préparations opiacées, antispasmodiques, tout échoue. Les choses peuvent ainsi se prolonger des années, avec des alternatives de disparition et de retour, puis tout à coup, au fort d'une crise, une articulation vient à se prendre. La maladie est jugée : c'était la goutte.

Morgagni raconte à ce propos qu'atteint d'une ophtalmie intense et des plus opiniâtres, il ne savait plus à quel collyre se vouer, quand le développement spontané de la goutte le guérit comme par enchantement.

Lorsqu'une attaque a précédemment donné l'éveil, il n'est pas impossible de mettre d'emblée le doigt sur la nature du mal; dans le cas contraire, il faut souvent plutôt deviner que reconnaître. C'est dans ces circonstances douteuses qu'il importe de s'enquérir avant tout des antécédents de famille, la goutte, on

le sait, étant une affection essentiellement héréditaire.

Je suppose la maladie sinon constatée, du
moins soupçonnée. Elle ne pourra devenir ac-
cessible à vos traitements que si vous l'appelez
vers son siége naturel, que nous savons être
les articulations. Or, pour amener ce résultat,
je ne connais aucune eau minérale supérieure
aux sources franchement stimulantes, telles
que, par exemple, celles de Wiesbaden, qui
provoqueront d'emblée une attaque de goutte
articulaire. Vous verrez alors les malades ac-
cuser les eaux, se plaignant qu'elles ne sont
pas bonnes pour la goutte. — Volontiers.
Mais, par contre, elles sont bonnes pour les
goutteux, ceux-ci se trouvant, au prix de quelques souffrances, débarrassés d'un état qui
avait ses inquiétudes et même ses dangers.

La plupart des autres sources que nous
avons dit convenir dans le traitement de la
goutte atonique, peuvent également être utilisées pour le traitement de la goutte viscérale. Parmi les accidents qui caractérisent

cette forme de goutte, nous n'avons point à nous occuper de ceux qui éclatent quelquefois spontanément et qu'on désigne sous le nom de *goutte remontée.* Sans doute, ils se rattachent à la répercussion du principe goutteux sur quelque organe intérieur, mais les eaux minérales ont d'autant moins à faire ici, qu'il n'y a pas une minute à perdre pour recourir aux médicaments les plus propres à le rappeler au dehors. C'est par conséquent une question de thérapeutique tout à fait en dehors de notre cadre.

Goutte rhumatismale.

La goutte n'est pas toujours facile à distinguer du rhumatisme : ce sont pourtant deux affections d'une nature bien différente. La première s'attaque surtout aux tempéraments pléthoriques, est rare chez les femmes et chez les jeunes gens, se transmet par voie d'hérédité, éclate d'habitude inopinément, même la nuit, sans qu'il y ait eu refroidissement préalable, et est l'apanage presque exclusif de la classe intelligente et riche. La seconde, au contraire, s'adresse à tous, sans distinction de tempérament, de sexe, ni d'âge, ne paraît pas être héréditaire, est presque toujours déterminée par un arrêt brusque de la transpiration, et s'adresse plus particulièrement à la classe ouvrière et pauvre. Ajoutons que la goutte affecte de préférence les petites articulations, le rhumatisme les grandes, et que, si la coexistence de la gravelle est la règle chez les goutteux, elle est l'exception chez les rhumatisants. Cependant, je le répète, malgré ces caractères différentiels, il est des cas où le doute est permis et la confusion possible ; c'est pour ces cas qu'on a réservé la désignation de *goutte rhumatismale.*

La nature hybride de cette maladie jette une grande incertitude sur les eaux qui pourront être avantageusement conseillées pour la combattre. Il m'est même impossible de préciser à cet égard aucune indication, le choix d'une source se rattachant tout à la fois à la

prédominance de certains symptômes et aux
susceptibilités organiques individuelles.

Cachexie goutteuse.

Nous savons qu'un des priviléges les plus
fâcheux de la goutte est que chacune de ses
attaques laisse après elle des traces de son
passage. Ainsi, les articulations se couvrent
de dépôts crétacés ; ces dépôts augmentent à
chaque nouvelle attaque ; bientôt les extrémi-
tés osseuses se déforment, leurs mouvements
deviennent raides, difficiles, puis impossibles ;
les doigts paraissent raccourcis et la jonction
des phalanges se courbe en saillies anguleuses.
Et ce ne sont pas seülement les articulations
où a sévi la goutte qui offrent de semblables
concrétions ; vous retrouverez les mêmes produits morbides disséminés dans l'universalité
des tissus. Gardez-vous de confondre la gêne
et l'empâtement qui en résultent avec la véritable pléthore. Chez ces goutteux, les mem-
bres s'œdématient et s'alourdissent, le ventre

devient proéminent, la respiration pénible, comme si d'innombrables stratifications avaient ôté aux rouages de l'économie leur élasticité et leur ressort. La goutte n'existe donc plus seulement comme diathèse ; elle est passée à l'état beaucoup plus grave de cachexie.

Quel plus navrant coup d'œil que celui de ces pauvres perclus, réduits à se faire voiturer dans des fauteuils à roulettes, ou se traînant péniblement, le dos courbé, les jambes écartées, les pieds tuméfiés, pouvant à peine appuyer sur un bâton leurs mains endolories ! J'avoue n'avoir jamais compris comment, en face d'un semblable spectacle, on agite sérieusement la question de savoir si l'*on doit* guérir la goutte. On devrait bien plutôt se demander d'abord si *on le peut*. Mais enfin j'admets, ce qui pourtant est loin d'être prouvé, que la goutte soit un préservatif contre les autres maladies, quelle maladie n'est pas préférable à celle-là, et, par suite, combien ne gagnerait-on pas au change !

C'est dans ces cas extrêmes, alors que la
constitution est profondément détériorée et la
médecine tout à fait impuissante, même à sou-
lager, que les eaux minérales offrent une dernière et précieuse ressource. Aucune eau,
sous ce rapport, ne me paraît supérieure à
celle de Carlsbad. Cette eau, par ses propriétés éminemment dépuratives, modifie en même
temps la nutrition, la sécrétion et la vitalité ;
son action, pour peu qu'elle soit dirigée avec
mesure et avec art, pénètre insensiblement
l'organisme jusque dans la trame la plus intime des tissus, de manière à dissocier les engorgements fibrieux et à résoudre les dépôts
calcaires.

Si je ne nomme pas Vichy, c'est que l'utilité
des eaux alcalines pour la fonte et la disparition des tophus ne me paraît nullement dé-
montrée par l'observation. Je dirai plus ; si on
prenait pour guide la théorie chimique, il
semblerait que Vichy devrait plutôt favoriser
l'accroissement des tophus, puisque ceux-ci
sont surtout formés d'urate de soude, et que

c'est précisément ce même sel qui résulte de
la combinaison de l'acide urique des goutteux
avec la soude des eaux alcalines ; on ajoute-
rait par conséquent de nouveaux matériaux à
ceux qui se trouvaient déjà en excès. Mais une
raison plus péremptoire encore pour faire ré-
cuser Vichy, c'est que les tophus ne sont
qu'un accident de la maladie. Il faut avant tout
chez ces goutteux remonter les forces de l'organisme : or, l'expérience prouve qu'en pareil
cas, les eaux deviennent assez promptement
hyposthénisantes.

Je ne donnerai pas plus de développements
à ces études, mon but n'étant pas d'écrire un
traité complet de la goutte, mais seulement de
poser quelques indications pratiques relatives
aux eaux minérales les mieux appropriées à
son traitement. Nous essayerions vainement
de nous faire illusion ; sa nature intime nous
est complètement inconnue. Aussi ai-je dû an-
noncer simplement des résultats, et être en
même temps très-sobre d'hypothèses, celles-ci
ne servant qu'à masquer l'ignorance, et à dé-

tourner les esprits de la recherche de la vérité, en faisant croire faussement qu'elle est déjà trouvée.

Deux faits principaux ressortent de mon travail, je pourrais même dire le résument tout entier.

L'un est relatif aux eaux alcalines. Nous avons vu que ces eaux pourront être avantageuses ou nuisibles, suivant la forme de goutte contre laquelle elles seront administrées ; suivant aussi que, dans leur emploi on aura su arrêter à certaines limites de temps ou de doses, ou bien, au contraire, qu'on les aura franchies. Qu'on n'oublie pas que Vichy est une arme difficile à manier, même entre des mains habiles et expérimentées.

Le second fait s'applique aux transformations que les diverses eaux minérales font quelquefois subir à l'élément goutteux, et, par suite, à la nécessité où l'on est de modifier, en la variant, la médication thermale. Ainsi, de ce qu'un malade se sera bien trouvé d'une source, on n'en conclura pas nécessairement que cette source devra lui être utile encore, car la goutte a pu changer de caractère. Il y aurait presque lieu d'admettre cette conclusion toute contraire que, par cela seul qu'une eau minérale a réussi plusieurs années de suite à un goutteux, il devra momentanément y renoncer, quitte à y revenir de nouveau quelque temps après, quand la maladie reprendra sa physionomie primitive.

Qu'il me suffise d'avoir tout spécialement appelé l'attention la plus sérieuse sur ces deux faits; là est, en grande partie, la clef du traitement de la goutte par les eaux minérales.

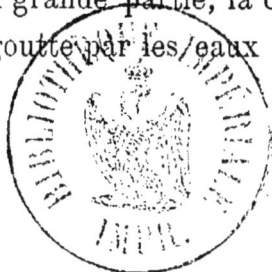

TABLE DES MATIÈRES

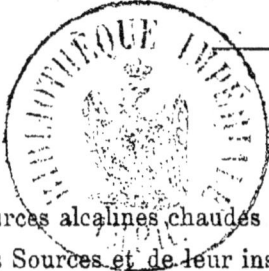

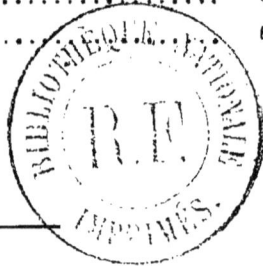

VICHY. — IMP. WALLON.

RENSEIGNEMENTS
SUR VICHY

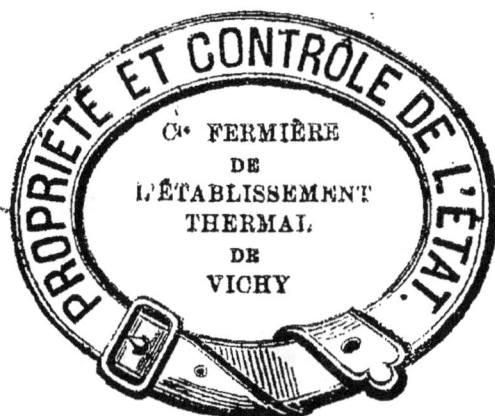

VICHY CHEZ SOI

L'Etablissement thermal de Vichy est ouvert toute l'année, mais tout le monde ne peut y venir: l'éloignement, la dépense, les affaires, les infirmités même sont souvent un obstacle. Il est cependant indispensable de pouvoir suivre à distance le traitement thermal.

Le traitement à Vichy se compose des Bains et des Eaux bues aux Sources. Quand le malade ne peut aller aux sources, elles viennent à lui, pour la Boisson, sous la forme d'eaux transportées ; — pour le Bain, réduites en Sels naturels de Vichy.

A cet effet, la Compagnie fermière de l'Etablissement thermal de Vichy extrait, aux Sources mêmes, sous le Controle de l'Etat, les Sels auxquels les Eaux de Vichy doivent leurs principales propriétés. Ces Sels naturels Contrôlés par l'Etat, constituent de **véritables Bains de Vichy**, dont l'usage simultané avec l'Eau minérale naturelle en boisson peut, sous la direction d'un médecin, remplacer à distance le traitement à Vichy; mais le traitement sur place est toujours préférable.

Le Bain se prend à la même température qu'un bain ordinaire. Il faut verser le Sel quelques instants avant de prendre le Bain, la dissolution est immédiate. Les Sels de Vichy n'altèrent pas l'étamage des baignoires.

Chaque Bain coûte seulement UN Franc.

ET 20 BAINS EMBALLÉS SONT EXPÉDIÉS FRANCO DE PORT ET D'EMBALLAGE POUR 20 FR. DANS TOUTE LA FRANCE.

C'est en quelque sorte la santé mise à la portée de tous, car si on considère combien est grand le nombre de ceux qui ont besoin du traitement de Vichy, et combien est minime ceux qui viennent à l'Etablissement thermal (20,000 à peine), on arrive tout naturellement à chercher les motifs de cet éloignement, et ils résident sûrement dans les obstacles apportés, comme nous le disions tout à l'heure, par la distance, les affaires, souvent même les maladies.

Dépôt de toutes les Eaux minérales naturelles de France et de l'Etranger.

A Vichy, à l'Etablissement thermal et à Paris, 22, boulevart Montmartre.

PRIX

DE LA CAISSE DE 50 BOUTEILLES D'EAU MINÉRALE
DE VICHY
DANS LES SUCCURSALES & DÉPOTS SPÉCIAUX
DE LA COMPAGNIE EN FRANCE

Paris | 22, boulevart Montmartre. / 28, r. des Francs-Bourgeois | **35** f.

Vichy à l'Etablissement thermal. **30**

Lyon, 16, rue Impériale......... **32** 50

Marseille, 9. rue Paradis ... **37**

Havre, 17. Grand-Quai........ **38**

Paris, 187. rue Saint-Honoré........	35	»
Strasbourg, 37. faub. de Saverne.	38	»
Nantes, 10, rue du Calvaire.......	38	»
Bordeaux, 81, rue Trésorerie......	38	»
Toulouse, 10. rue Malaret........	38	»
Rennes, 5, quai Châteaubriand.....	39	»
Dijon, 4. rue Bannelier...........	36	50
Brest, 48, quai de la Rampe........	40	»
Besançon, 42. Grand'Rue	36	50
Montpellier, pl. Etats du Languedoc	38	»
Rochefort, 27, rue St-Hubert......	39	»
Troyes, 6. rue des Trois-Têtes......	37	»
Metz, 39, place de Chambre........	37	»
Nice, 7, quai Masséna.............	40	»
Chalon-s.-Saône, r. Port-Villiers	40	»

Les caisses de demi-bouteilles
coûtent 5 francs de moins.

LE CONTROLE
DE L'ETAT

Sur les produits de Vichy a pour objet
de surveiller l'évaporation des Eaux et
de certifier que tous les Sels pour Bains
et Boisson, et ceux servant à la fabrication des Pastilles digestives,
employés par l'établissemant thermal,
sont réellement extraits des Sources sous
la Surveillance et le

CONTROLE DE L'ÉTAT

(Arrêté ministériel du 17 mars 1857).

FAC-SIMILE

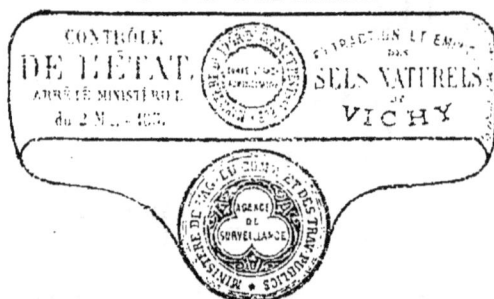

*Le signe du Contrôle de l'Etat est une bande
blanche filigranée avec cachet noir. — Elle est réunie par
l'estampille (Agence) imprimée en rouge.*

LA BANDE et LE CACHET DU CONTRO-
LE sont sur les Produits, comme LA CAPSULE
sur la bouteille, la garantie offerte par l'Etat au
public contre LES PRÉPARATIONS ARTI-
FICIELLES dites de VICHY.

L'EAU DE VICHY

S'expédie par Caisse de 50 bouteilles
emballage compris (1).

PRIX DE LA CAISSE

Franco à domicile dans tous les Chefs-lieux
de département et d'arrondissemens, moins
les frais de retour d'argent et les droits
d'octroi dans les villes où il est exigé.

*Pour éviter les frais de retour d'argent perçus par
le chemin de fer, joindre à la commande un
mandat sur la Poste ou sur Paris, ou des timbres-
poste.*

Emballage PAILLONS, **1 fr. de plus**.

D. V. veut dire départ de Vichy ;

D. P. veut dire départ de Paris.

AIN	D. V.	ALLIER	D. V.
BOURG........	35 50	MOULINS......	32 75
Belley.........	36 50	Gannat........	32 50
Gex..........	39 »	Montluçon.....	34 »
Nantua........	37 »	Lapalisse......	32 50
Trévoux.......	35 »	ALPES (B^{ses})	D. V.
AISNE	**D. P.**	DIGNE.........	43 »
LAON..........	38 25	Barcelonnette..	50 »
Château-Thierry	36 75	Castellanne....	44 25
Saint-Quentin..	38 25	Forcalquier....	42 »
Soissons.......	37 50	Sisteron.......	42 75
Vervins.......	40 25		

(1) Pour les demi-bouteilles, voir à la fin du Tarif.

ALPES (Htes)	D. V.		AVEYRON	D. V.
GAP	40 75		RODEZ	40 75
Briançon	45 »		Espalion	41 »
Embrun	43 75		Millau	42 »
ALPES-MAR.	**D. V.**		Saint-Affrique	42 75
			Villefranche	38 50
NICE	40 50		**B.-DU-RHÔNE**	**D. V.**
Grasse	41 25			
Puget-Théniers	» »		MARSEILLE	37 »
ARDÈCHE	**D. V.**		Aix	38 75
			Arles	38 »
PRIVAS	36 75		Tarascon	38 »
Annonay	36 »		**CALVADOS**	**D. P.**
Largentière	39 50			
Tournon	35 75		CAEN	39 »
ARDENNES	**D. P.**		Bayeux	39 25
			Falaise....D.V.	38 25
MÉZIÈRES	39 25		Honfleur	38 75
Charleville	39 75		Lisieux	38 50
Givet	40 50		Pont-l'Evêque	38 50
Rocroy	40 50		Trouville	39 »
Sédan	40 »		Vire......D.V.	40 50
Rethel	38 25		**CANTAL**	**D. V.**
Vouziers	38 50			
ARIÈGE	**D. V.**		AURILLAC	36 70
			Mauriac	39 50
FOIX	41 75		Murat	35 »
Pamiers	41 50		Saint-Flour	36 »
St-Girons	41 50		**CHARENTE**	**D. V.**
AUBE	**D. V.**			
			ANGOULÊME	38 »
TROYES	37 75		Barbezieux	39 50
Arcis-sur-Aube	38 25		Cognac	39 75
Bar-sur-Aube	38 25		Confolens	40 »
Bar-sur-Seine	38 »		Ruffec	38 »
Nogent-sur-Sne	37 »		**CHARENTE-Infe**	**D.V.**
AUDE	**D. V.**			
CARCASSONNE	38 80		LA ROCHELLE	40 »
Castelnaudary	39 25		Jonzac	40 50
Limoux	39 90		Marennes	41 50
Narbonne	38 45		Rochefort	40 »

Saintes	40 50		Nontrond	38 75	
St-Jn-d'Angely.	41 »		Ribérac	39 25	
CHER	**D. V.**		Sarlat	39 75	
BOURGES	34 50		**DOUBS**	**D. V.**	
St-Amand	34 75		BESANÇON	38 »	
Sancerre	34 75		Beaume-les-Des.	38 25	
CORRÈZE	**D. V.**		Montbéliard	39 »	
TULLE	39 25		Pontarlier	38 25	
Brives	38 25		**DRÔME**	**D. V.**	
Ussel	38 25		VALENCE	36 »	
CORSE	**D. V.**		Die	38 75	
AJACCIO	—		Montélimar	36 50	
Bastia	—		Nyons	38 50	
Calvi	—		**EURE**	**D. P.**	
Corté	—		EVREUX	37 75	
Sarténe	—		Les Andelys	37 »	
CÔTE-D'OR	**D. V.**		Bernay	37 75	
DIJON	37 »		Louviers	37 75	
Beaune	36 50		Pont-Audemer.	38 75	
Châtillon-sur-S.	39 »		**EURE-ET-L.**	**D. P.**	
Semur	38 50		CHARTRES	38 50	
CREUSE	**D. V.**		Châteaudun	41 »	
GUÉRET	35 25		Nogent-le-R	37 50	
Aubusson	35 75		Dreux	39 25	
Bourganeuf	36 50		**FINISTÈRE**	**D. P.**	
Boussac	34 75		QUIMPER	42 75	
CÔTE-DU-N.	**D. P.**		Brest	40 75	
SAINT-BRIEUC	40 »		Chateaulin	43 25	
Dinan	41 »		Morlaix	40 75	
Guingamp	40 »		Quimperlé	42 25	
Lanuion	41 75		**GARD**	**D. V.**	
Loudéac	42 »		NIMES	38 25	
DORDOGNE	**D. V.**		Alais	38 25	
PÉRIGUEUX	38 »		Beaucaire	38 »	
Bergerac	39 25				

Uzès	39 »		**INDRE**	D. V.
Le Vigan	41 »		Chateauroux	35 75
GARONNE (H)	D. V.		Leblanc	37 25
Toulouse	38 50		Issoudun	35 25
Muret	40 75		La Châtre	37 »
St-Gaudens	41 75		**INDRE-ET-L.**	D. V.
Villefranche	38 25		Tours	37 25
			Chinon	38 50
GERS	D. V.		Loches	39 »
Auch	39 50		**ISÈRE**	D. V.
Condom	40 »		Grenoble	36 75
Lectoure	39 »		St-Marcellin	36 50
Lombez	40 25		La Tour-du-Pin	35 75
Mirande	40 50		Vienne	35 »
GIRONDE	D. V.		**JURA**	D. V.
Bordeaux	37 75		Lons-le-Saul.	36 50
Bazas	38 75		Dôle	37 25
Blaye	39 75		Poligny	37 »
Lesparre	41 50		St-Claude	38 50
Libourne	37 75		**LANDES**	D. V.
La Réole	38 75		Mont-de-Marᵃ	40 »
HÉRAULT	D. V.		Dax	40 »
Montpellier	38 25		St-Sever	40 50
Ogde	38 50		**LOIR-ET-CHER**	D. V.
Béziers	38 75		Blois	37 »
Cette	38 25		Romorantin	35 75
Lodève	39 50		Vendôme	37 75
St-Pons	40 50		**LOIRE**	D. V.
ILLE-ET-VIL.	D. V.		Saint-Étienne	31 50
			Montbrison	34 25
Rennes	38 75		Roanne	33 25
St-Malo	39 25		**HAUTE-LOIRE**	D. V.
Fougères	39 75		Le Puy	35 50
Redon	39 25		Brioude	34 25
Montfort	40 »		Issingeaux	36 50
Vitré	38 75			

LOIRE-INF.	D. V.
NANTES	38 75
Savenay	38 75
Châteaubriant	41 »
Ancenis	38 75
Paimbœuf	39 50
St-Nazaire	38 75

LOIRET	D. V.
ORLÉANS	36 »
Gien	35 25
Montargis	35 75
Pithiviers	37 50

LOT	D. V.
CAHORS	39 75
Figeac	38 25
Gourdon	40 »

LOT-ET-GAR.	D. V.
AGEN	38 »
Marmande	38 25
Nérac	39 25
Villeneuve-s-L.	38 75

LOZÈRE	D. V.
MENDE	41 50
Florac	44 »
Marvejols	44 »

MAINE-ET-L.	D. V.
ANGERS	38 50
Beaugé	39 50
Cholet	39 25
Saumur	38 »
Segré	40 25

MANCHE	D. P.
SAINT-LÔ	40 »
Valognes	40 25
Cherbourg	41 25
Coutances	41 25
Avranches	41 50
Mortain	41 75

MARNE	D. P.
CHALONS-SUR-M	37 7
Epernay	37 50
Reims	38 75
Ste-Menehould	39 »
Vitry-le-Franç.	38 25

H.-MARNE	D. V.
CHAUMONT	38 50
Langres	38 50
Vassy	40 »

MAYENNE	D. V.
LAVAL	38 50
Château-Gont.	39 75
Mayenne	39 »

MEURTHE	D. V.
NANCY	40 »
Toul	40 25
Château-Salins	» »
Sarrebourg	40 50
Lunéville	40 »

MEUSE	D. P.
BAR-LE-DUC	38 50
Commercy	38 75
Montmédy	39 25
Verdun	40 75

MORBIHAN	D. V.
VANNES	39 25
Lorient	39 25
Ploërmel	41 25
Napoléonville	42 »

MOSELLE	**D. P.**		Saint-Omer....	40	50
METZ........	40	50	Saint-Pôl......	40	75
Briey........	42	25	**PUY-DE-DÔME**	**D. V.**	
Forbach.......	41	»	CLERMONT-Fd..	33	»
Longwy.......	40	25	Ambert........	36	«
Thionville.....	40	25	Issoire........	33	50
Sarreguemines.	41	25	Riom........	32	75
NIÈVRE	**D. V.**		Thiers........	33	50
NEVERS........	33	75	**B.-PYRÉNÉES**	**D. V.**	
Château-Chinon	36	»	PAU..........	40	25
Clamecy.......	36	»	Bayonne.......	41	25
Cosne........	34	75	Mauléon.......	41	75
NORD	**D. P.**		Oloron........	41	25
LILLE........	39	75	Orthez........	40	»
Avesnes.......	39	75	**H.-PYRÉNÉES.**	**D. V.**	
Cambrai.......	39	»	TARBES........	40	»
Douai........	39	»	Argelès.......	41	2»
Dunkerque.....	39	75	Bagnères-de-Be	40	5»
Hazebrouck....	39	50	Lossun........	40	50
Valenciennes...	39	50	**PYRÉNÉES-O.**	**D. V.**	
OISE	**D. P.**		PERPIGNAN....	40	25
BEAUVAIS......	37	50	Céret........	41	50
Clermont......	37	25	Prades........	41	75
Compiègne....	37	50	**BAS-RHIN**	**D. V.**	
Senlis........	37	25	Strasbourg....	41	»
ORNE	**D. P.**		Saverne.......	41	50
ALENÇON..D.V.	38	»	Schelestat.....	40	50
Argentan..D.V.	38	»	Wissembourg..	41	50
Domfront .D.P.	40	75	**HAUT-RHIN**	**D. V.**	
Mortagne.D.P.	39	»	COLMAR.......	40	25
PAS-DE-CALAIS	**D. P.**		Belfort........	39	25
ARRAS........	39	»	Mulhouse	39	75
Béthune.......	39	50	St-Louis.......	40	»
Boulogne......	39	50	**RHONE**	**D. V.**	
Calais........	39	50	LYON.........	35	»
Montreuil......	39	50	Villefranche...	35	»

H.-SAONE	D. V.	SEINE-ET-OISE	D. P.
VESOUL	38 25	VERSAILLES	36 35
Gray	37 75	Mantes	36 75
Lure	38 50	Pontoise	37 »
		Corbeil	36 50
S.-ET LOIRE	**D. V.**	Etampes	36 75
MACON	35 50	Rambouillet	36 75
Autun	37 50		
Châlon-sur-S^{ne}	36 »	**SEINE-INF.**	**D. P.**
Charolles	37 75	ROUEN	37 »
Louhans	36 50	Dieppe	38 50
		Elbeuf	37 75
SARTHE	**D. V.**	Le Hâvre	39 75
LE MANS	38 75	Neufchâtel	39 »
La Flèche	38 75	Yvetot	40 »
Mamers	39 »		
Saint-Calais	39 50	**DEUX-SÈVRES**	**D. V.**
		NIORT	39 75
SAVOIE	**D. V.**	Bressuire	40 50
CHAMBÉRY	37 »	Melle	40 50
Albertville	38 «	Parthenay	41 »
Moutiers	39 »		
St-Jean-de-M^e	38 »	**SOMME**	**D. P.**
		AMIENS	37 75
H.-SAVOIE	**D. V.**	Abbeville	38 50
ANNECY	37 50	Doullens	39 75
Bonneville	39 25	Montdidier	37 50
St-Julien	38 »	Péronne	39 25
Thonon	37 75		
		TARN	**D. V.**
SEINE	**D. P.**	ALBY	40 »
PARIS	35 »	Castres	41 25
St-Denis	36 50	Gaillac	39 75
Sceaux	36 50	Lavaur	40 »
SEINE-ET-M.	**D. V.**	**TARN-ET-G^e**	**D. V.**
MELUN	36 75	MONTAUBAN	39 »
Coulomniers	36 25	Castel-Sarrasin	39 »
Fontainebleau	36 50	Moissac	39 »
Meaux	36 »	**VAR**	**D. V.**
Provins	37 25	DRAGUIGNAN	40 25

Brignoles......	39 29	VIENNE (Hᵗᵉ) D. V.	
Toulon.........	39 »	LIMOGES.......	36 50
VAUCLUSE D. V.		Bellac.........	38 25
AVIGNON......	37 50	Rochechouart..	41 50
Apt...........	40 »	Saint-Yrieix...	37 25
Carpentras....	38 »	VOSGES D. V.	
Orange........	37 »	EPINAL........	39 »
VENDÉE D. V.		Mirecourt.	40 25
NAPOLÉON-V...	41 50	Neufchâteau...	40 »
Fontenay......	41 25	Remiremont. ..	39 25
Les Sables-d'O.	41 »	Saint-Dié......	40 »
VIENNE D. V.		YONNE D. V.	
POITIERS......	38 75	AUXERRE......	38 25
Châtellerault...	38 25	Avallon.	37 75
Civray........	39 75	Sens.........	37 25
Loudun.......	38 50	Joigny........	37 75
Montmorillon ..	39 50	Tonnerre......	38 50

Les Caisses de demi-bouteilles coûtent 5 fr. de moins.

Ainsi, moyennant les prix ci-dessus, la Compagnie expédie *franco* une caisse d'Eau de Vichy, de **50** bouteilles emballage ordinaire.

(1 fr. de plus en paillons.)

UTILITÉ DE L'USAGE

DES EAUX MINÉRALES NATURELLES TRANSPORTÉES

Au point de vue du goût, de l'hygiène et de la santé, l'usage des Eaux minérales naturelles tend de plus en plus à se généraliser. C'est une conséquence naturelle de l'augmentation des centres de population, dont les eaux deviennent de moins en moins potables, hygiéniquement et gastronomiquement parlant; chacun sait, en effet, que les filtres publics et domestiques sont insuffisants pour retirer des eaux toutes les matières insalubres qu'y mélangent constamment l'industrie et les usages domestiques; on peut même ajouter que les filtres mal entretenus sont eux-mêmes une nouvelle cause d'altération.

Pour obvier à ces inconvénients, quelques personnes se servent d'Eaux minérales factices; or, ce sont les eaux dont nous venons de parler qui servent à la fabrication de ces boissons.

Il est donc tout simple que l'usage des Eaux minérales naturelles à titre d'EAUX DE TABLE, comme Condillac, Saint-Galmier, Châteldon, Saint-Alban, Schwalheim, Seltz, tende de plus en plus à se généraliser.

EMBALLAGE EN PAILLON

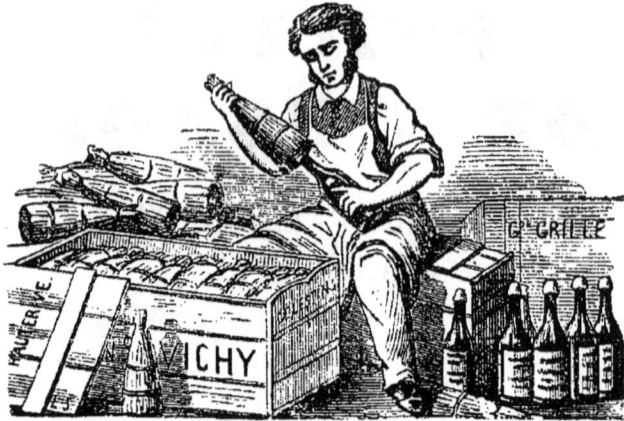

J'emballe 5000 bouteilles par jour!

L'ancien emballage des caisses d'Eau minérale de Vichy, ou d'Eaux étrangères est modifié et remplacé par l'emballage en PAILLON dont le dessin est ci-dessus.

Les avantages de cet emballage sont faciles à voir. Au lieu de paille perdue, sale et embarrassante, le destinataire reçoit un emballage propre, commode et facile qui peut toujours être réemployé pour la réexpédition de toute espèce de liquide à sa clientèle.

Cet emballage meilleur, et indispensable à appliquer à cause de la cherté toujours croissante de la paille, a motivé une légère augmentation dans le prix de la **Caisse de Vichy**, qui est porté à **30 fr.** (c'est-à-dire le tarif de l'État). Les **Caisses d'eaux étrangères** composées au lieu de 1 fr. 50 paieront 2 fr. 50 pour emballage, paillons compris.

REPRISE DES BOUTEILLES ET DES EMBALLAGES

Pour répondre à des demandes réitérées de reprise des bouteilles vides de Vichy et des emballages, la Compagnie prévient sa clientèle qu'elle **reprend désormais en gare de Vichy, sur son embranchement, franco, la Caisse de 50 bouteilles vides**, emballées en paillon, de *Vichy, Vals,* ou *Saint-Galmier,* pour sept francs.

15 mai 1870.

LA DIRECTION

Compagnie fermière de l'Établissement thermal,
22, boulevart Montmartre, Paris ou Vichy.

Vichy. — Imp. Vallon.

VICHY
DEUX SAISONS

HIVER

La saison commence le 15 octobre et finit le 15 mai.

On peut se soigner l'hiver à Vichy, et de nombreux médecins y ont élu domicile Le médecin inspecteur en chef M. Dubois, est installé à l'Inspection des Eaux toute l'année, M. Nicolas, médecin en chef de l'Hôpital civil ; M. Collongues, ancien médecin do Passy ; M. Jardet, médecin du chemin de fer, etc., y sont en permanence.

BAINS. — Leur service est fait par le même personnel que pendant la saison d'été Les galeries sont chauffées par la vapeur des sources et les cabinets de bains alimentés directement par les eaux minérales.

SOURCES. — Elles sont ouvertes toute la journée. L'eau y est bue gratuite ment.

CASINO. — Il est ouvert de 8 heures du matin à 10 heures du soir. Il contient billards, pianos, bibliothèque, cabinets de lecture, journaux politiques et littéraires, enfin tous les agréments qui peuvent diminuer l'ennui du traitement. — Boîte aux lettres.

Pour les positions modestes, la cure de Vichy, pendant l'hiver, est avantageuse : moyennant huit à douze francs par jour, tout compris, certains hôtels hébergent pendant la mauvaise saison. Ce sont les hôtels de Nantes, du Commerce, Brousse, Grolleau, du Louvre, Richelieu, d'Amérique, de Nismes, etc.

Quelques grands hôtels sont aussi ouverts pendant la saison d'hiver.

ÉTÉ

La Saison d'été commence le 15 mai et finit le 15 octobre. Les Sources ne sont fermées qu'à la nuit. — L'Eau bue sur place est gratuite.

DOUCHES ET BAINS. — Prix : 60 cent., 2 francs et 3 francs

CASINO ET PARC. — Deux fois, dans la journée Musique, dans le Parc ou au Casino, en cas de mauvais temps. Tous les soirs, Théâtre et Concert au Casino. Salles de jeux, de billard et de lecture.

Vichy possède trois églises catholiques, un temple protestant, divers locaux pour les cultes dissidents, une loge maçonnique.

La station de Vichy est en rapport direct avec toutes les lignes de chemins de fer.

EN VENTE A VICHY

A la Rotonde, dans le Parc,
et chez M. WALLON, imprimeur-éditeur.

www.ingramcontent.com/pod-product-compliance
Lightning Source LLC
Chambersburg PA
CBHW071503200326
41519CB00019B/5861